ACCIDENTS AIGUS DE LA TUBERCULOSE

DES

CAPSULES SURRÉNALES

PAR

Le Docteur Pierre COUZIN

ANCIEN EXTERNE DES HOPITAUX DE PARIS

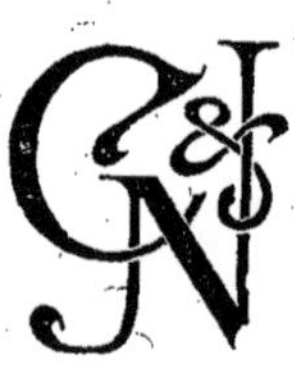

PARIS

GEORGES CARRÉ ET C. NAUD, ÉDITEURS

3, RUE RACINE, 3

—

1899

ACCIDENTS AIGUS DE LA TUBERCULOSE

DES

CAPSULES SURRÉNALES

PAR

Le Docteur Pierre COUZIN

ANCIEN EXTERNE DES HOPITAUX DE PARIS

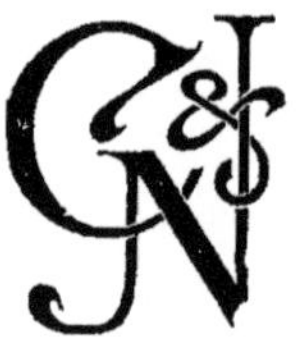

PARIS

GEORGES CARRÉ ET C. NAUD, ÉDITEURS

3, RUE RACINE, 3

—

1899

A LA MÉMOIRE VÉNÉRÉE DE MON PÈRE

A MA MERE

A MON MAITRE

M. LE DOCTEUR GAUCHER

PROFESSEUR AGRÉGÉ
MÉDECIN DE L'HÔPITAL SAINT-ANTOINE
CHEVALIER DE LA LÉGION D'HONNEUR

A MON PRÉSIDENT DE THÈSE

M. LE PROFESSEUR POTAIN

PROFESSEUR DE CLINIQUE MÉDICALE A LA FACULTÉ DE PARIS
MÉDECIN DE LA CHARITÉ
MEMBRE DE L'ACADÉMIE DE MÉDECINE
COMMANDEUR DE LA LÉGION D'HONNEUR

INTRODUCTION

Si l'on consulte les manuels et les traités de pathologie interne, on y voit, au chapitre consacré à la maladie d'Addison, que certains signes du syndrome caractéristique peuvent faire défaut, mais on se contente d'appeler ces cas formes frustes, larvées, latentes. Quant à la durée assignée à la maladie, elle varie de une à plusieurs années. Brault(1) considère comme cas aigus ceux dont « l'évolution se fait en moins d'un an ». Dans leur remarquable travail (2), Alezais et Arnaud signalent bien des cas où la pigmentation fait défaut mais n'en citent aucun dont l'évolution soit plus rapide.

Il existe cependant un certain nombre d'observations où la tuberculose et le cancer (3) surrénaux se sont manifestés en pleine santé, soudainement, sans mélanodermie, par des accidents suraigus évoluant en quelques semaines,

---

(1) BRAULT. Traité de médecine, t. V, p. 880.

(2) ALEZAIS et ARNAUD. Étude sur la tuberculose des capsules surrénales et ses rapports avec la maladie d'Addison, in *Revue de méd.*, 1891, p. 283.

(3) J'ai surtout en vue ici la tuberculose en raison de sa fréquence, bien plus grande que celle du cancer. En réalité, les lésions cancéreuses à évolution rapide paraissent être accompagnées des mêmes désordres infectieux que les altérations bacillaires. V. à ce sujet l'obs. VIII, très concluante.

en quelques jours même et se terminant à brève échéance par une mort presque toujours subite. A propos d'un cas de ce genre, Ewald se demande s'il faut bien le décrire encore sous le nom de maladie d'Addison. Nous appuyant sur la remarquable étude de M. le P\u1d63 Raymond, sur le cas de Brault et Perruchet (1), sur nos propres observations, nous pensons que ces cas aigus doivent être différenciés du « complexus clinique » créé par l'auteur anglais. Avec les partisans de la théorie nerveuse nous croyons que le syndrome addisonien est une complication fréquente, il est vrai, de la tuberculose capsulaire, mais que l'on ne saurait prendre la partie pour le tout. Avec Ewald, avec Sergent et L. Bernard, nous ajouterons « qu'il convient « d'élargir le cadre nosographique de la maladie d'Addison « et de cesser de la considérer comme l'unique manifestation clinique des lésions des capsules surrénales ; « que, d'autre part, plutôt que de décrire, comme tendent « à le faire des observations récentes, des formes larvées, « latentes ou incomplètes de la maladie d'Addison, il serait « préférable d'ouvrir un chapitre général à la pathologie « des capsules surrénales (2) ».

---

(1) RAYMOND. Douleurs épigastriques, lassitude extrème, mélanodermie, troubles digestifs, vomissements ; lymphadénome généralisé avec intégrité des capsules surrénales. *Arch. de physiol.*, 1892.

BRAULT et PERRUCHET. Maladie d'Addison sans lésion apparente des capsules surrénales ; tubercule accolé au ganglion semi-lunaire droit. *Semaine méd.*, 1892, p. 227.

V. aussi sur le même sujet : SCHULTZE. *Deutsche med. Wochensch.*, 17 novembre 1898, et l'article de JACCOUD, in *Dict. de méd. et de chir. pratiques*, t. V, p. 676.

(2) E. SERGENT et Léon BERNARD. *Société de biol.*, 24 décembre 1898.

Je me propose précisément d'esquisser, d'après les observations que j'ai recueillies, un syndrome morbide relevant de l'insuffisance capsulaire, non addisonien, à évolution rapide et reproduisant de très près le tableau de la destruction expérimentale des capsules surrénales.

J'ai été surpris, en parcourant les divers travaux consacrés à la tuberculose, au cancer capsulaires et à la maladie d'Addison que cette forme aiguë n'ait pas encore été décrite à part. Quelques auteurs ont été frappés de l'étrangeté des faits mais n'ont pas songé ou n'ont pas osé les différencier de la maladie bronzée. C'est ainsi qu'Ewald (obs. IV), qui avait observé plusieurs de ces cas « latents », à début brusque et à terminaison subite, se borne à les qualifier de rares. Et cependant, en comptant ceux qu'il avait trouvés dans la monographie d'Averbeck, il n'en avait pas rassemblé moins de sept ou huit. Il est vrai que la mélanodermie n'y avait jamais fait défaut et avait permis de faire le diagnostic.

M. Chauffard, dans une clinique magistrale sur la maladie d'Addison (1), avait signalé « les grands syn- « dromes toxiques.... les diarrhées profuses et parfois « cholériformes, les sueurs froides, le collapsus cardiaque, « l'hypothermie, les convulsions et le coma » qu'on peut observer dans cette affection. Mais il les considérait comme une complication ultime ou comme des accidents aigus et passagers au cours d'une maladie essentiellement lente.

____

(1) CHAUFFARD. L'intoxication addisonienne. *Semaine médicale*, 1894, p. 74.

Avant lui, le Pʳ Jaccoud (1) avait fait observer que la maladie d'Addison « ... peut marcher beaucoup plus vite « et tuer en moins de 6 mois; et on a voulu établir une « relation entre la gravité et l'absence de coloration..... « Dans un relevé de 3o cas, 19 avec coloration, 11 sans « pigmentation anormale, la durée de la maladie a été « bien plus longue dans les premiers (23 mois en « moyenne) que dans les seconds (4 à 8 mois). » Comme le démontrera la lecture des observations, ces chiffres sont encore bien au-dessous de la vérité dans certains cas.

Un auteur italien, Supino (2), paraît avoir entrevu nettement la question lorsqu'il disait : « c'est seulement dans « les formes suraiguës exceptionnelles que prédominent « les symptômes de l'empoisonnement et que manque la « pigmentation..... Les altérations capsulaires se forment « avec tant de rapidité qu'elles ne donnent pas au malade « le temps de s'habituer à l'intoxication, et la mort sur- « vient, comme chez nos animaux, non plus par lésions « du système nerveux, avec le cortège de symptômes qui « révèlent évidemment qu'il est intéressé, mais plutôt « par empoisonnement aigu. »

Enfin, Ihler (3) cite trois des observations qui nous ont servi à édifier ce travail, mais il ne les envisage qu'au seul point de vue de la mort subite.

Pour exceptionnelles que soient ces formes, nous esti-

---

(1) *Union médicale de Paris*, 1888, p. 937.
(2) Supino. *Il morgagni*, 1893. La malattia del Addison ; Richeche a considerazione cliniche.
(3) Ihler. Mort subite dans la maladie d'Addison. *Thèse*, Paris, 1896.

mons qu'elles méritent d'être signalées. La notion de leur existence pourra quelquefois éviter au clinicien et peut-être au malade des surprises bien désagréables, surtout lorsque des travaux plus complets les auront encore mieux mises à jour. Il est à peine croyable qu'Ewald, parcourant les 800 cas de la monographie de Lewin, n'ait relevé aucune observation de ce genre. Nous demeurons persuadés que la difficulté du diagnostic a souvent fait méconnaître ces accidents. En les dégageant du complexus confus qu'est encore aujourd'hui la maladie d'Addison nous espérons rendre parfois possible ce diagnostic. A défaut d'expériences nouvelles que nous n'avons pas eu le loisir d'entreprendre, ce sera le but et, si nous y réussissons, la récompense de ce modeste travail.

Avant d'aller plus loin, je dois remercier les maîtres qui m'ont enseigné et fait aimer les études médicales. J'ai surtout en vue ici MM. ANDOUARD et BUREAU, professeurs à l'École de médecine de Nantes; M. le Dr DUFLOCQ, médecin des hôpitaux, qui m'a initié à l'étude de la bactériologie, MM. les Drs MÉNÉTRIER et KLIPPEL, professeur agrégé et médecins des hôpitaux. En particulier, je prie M. le Dr GAUCHER, dans le service duquel j'ai passé deux ans comme stagiaire et comme externe, d'accepter l'hommage de ma vive reconnaissance. Dans cette dernière année passée avec lui, il m'a fait comprendre tout l'intérêt de la dermatologie quand on la rattache comme lui à la médecine générale. Il n'a cessé de me donner l'exemple du travail et du devoir. Je l'en remercie et j'essaierai d'en profiter.

OBSERVATIONS

Observation I

Sergent et Léon Bernard. — *Société de Biologie,*
24 décembre 1898.

V... Gérard, 24 ans, menuisier, entre à l'hôpital le 7 octobre
1898; malgré son aspect robuste, il paraît abattu et profondément déprimé, à tel point qu'à première vue il a l'air d'un
typhique. Et pourtant on ne trouve qu'une simple amygdalite
pultacée avec fièvre peu élevée (38°,2); rien dans la poitrine, aucun symptôme abdominal, pas d'albuminurie. Aucun antécédent
héréditaire important, aucune maladie antérieure. Le seul fait à
signaler est l'aveu d'une sorte de fatigue générale et d'apathie
éprouvée depuis plusieurs mois.

L'amygdalite et la fièvre disparaissent en 3 jours; la gaîté re-
vient, ainsi que l'appétit. Il est considéré comme guéri, lorsque
subitement, le 13 octobre, c'est-à-dire six jours après son entrée,
il est pris de douleurs abdominales atroces avec vomissements
bilieux abondants et céphalée intense.

Au cours de l'examen qu'on pratique à ce moment, on constate l'existence d'une dizaine de petites macules brunâtres, de la
dimension d'une lentille sur la racine des cuisses et sur les hypocondres. En même temps on aperçoit dans la bouche trois petites
ulcérations pultacées, ressemblant aussi bien à des vésicules
d'herpès crevées qu'à des plaques muqueuses ulcérées, si bien
qu'on pense un moment à la possibilité d'une syphilis secon-
daire. Mais le lendemain, l'état s'est aggravé, les vomissements
sont continuels; l'abdomen est douloureux; des coliques atroces
arrachent des plaintes au malade; les extrémités se refroidissent;

le thermomètre marque 36°,3 ; le pouls est petit, irrégulier, rapide. En somme, c'est le cortège symptomatique d'un empoisonnement dont la nature ne peut être déterminée : le malade nie énergiquement toute tentative de suicide.

Le lendemain (15 octobre), l'état s'est encore aggravé et le malade meurt subitement dans la nuit.

A l'autopsie, on trouve deux capsules surrénales énormes et complètement transformées en masses caséeuses et crétacées ; aucune parcelle de tissu capsulaire ne subsistait. On ne constata macroscopiquement aucune altération des ganglions semi-lunaires.

Quelques tubercules fibro-caséeux aux sommets des poumons.

Rien au cœur ni aux reins, ni à la rate, ni au foie, ni au pancréas.

Rien dans l'encéphale ni dans la glande pituitaire.

Observation II

BINOT. — *Bulletin de la Société anatomique,* 1893.

Louis H…, âgé de 42 ans, tuberculeux pulmonaire au deuxième degré, mais en assez bon état général, présentant une fistule à l'anus de 3 centimètres de haut, sous-muqueuse et siégeant au-dessous du sphincter. Elle fut opérée par excision le 10 février. Le soir de l'excision, le malade est parfaitement calme et sans fièvre.

Le lendemain, en entrant dans le service, la surveillante le trouve très tranquille après une bonne nuit de sommeil ; la peau n'est pas chaude. A sept heures un quart, brusquement, le malade pousse un cri, puis est pris de grandes convulsions pendant un quart d'heure. On constate un peu d'écume aux lèvres, mais la langue n'est pas mordue. A huit heures, la crise est tout à fait finie et le malade urine sous lui. A mon arrivée dans le service,

je le trouve dans un état de prostration extrême, sans contracture
et il me reconnaît à peine. Le thermomètre marque 40° daus l'aisselle. Je panse la plaie qui est en parfait état ; la gaze est à peine
teintée de sang.

A deux heures un quart, le malade pousse un cri, puis on
assiste à une attaque en tous points semblable à celle du matin,
à la suite de laquelle il urine sous lui abondamment. L'interne de
garde, appelé, le trouva inerte, dans le coma. Il meurt sans
réaction à 3 heures.

Autopsie. — Quelques tubercules caséeux aux deux sommets.

Rien au cœur, pas de caillots dans l'artère pulmonaire ni
dans ses branches. Le cerveau et le bulbe, examinés avec soin et
coupés, sont normaux. L'intestin n'est pas congestionné, la rate
et le foie sont sains, ainsi que les reins qui sont légèrement congestionnés.

Les capsules surrénales, qui atteignent chacune le volume
d'une mandarine, présentent dans leur intérieur des tubercules
caséeux variant entre le volume d'un pois et celle d'une noisette.
Elles ne sont pas adhérentes aux reins.

Observation III

(Due à l'obligeance de M. le Dr Sergent).

L... Claude, 5o ans, cordonnier, entre le 14 novembre 1894
salle Marjolin, service de M. le Dr Gaucher.

Le malade est dans un état de délire tranquille qui empêche
d'obtenir de lui des renseignements précis. Par sa famille, on sait
que depuis la mort d'une de ses filles, survenue il y a un mois, il
a commencé à présenter des troubles d'esprit. Dans ses antécédents, on relève des habitudes d'alcoolisme.

Il y a une dizaine de jours, il se plaignit d'un mal de gorge.
Depuis six jours il est alité. Le 13 il demande son admission à
l'hôpital.

Le 14, il ne présente aucun point douloureux ailleurs qu'à la gorge qu'il montre sans cesse. Il se plaint de ne pouvoir avaler et prononce des phrases incohérentes.

Le visage est pâle, les yeux excavés, la langue couverte d'un enduit jaune sale au milieu, est rouge sur les bords. A l'auscultation, on ne remarque rien de particulier au cœur. Râles sous-crépitants aux bases des deux poumons. Le pouls est régulier, très accéléré, petit. Le foie déborde d'un bon travers de doigt les fausses côtes; la rate est grosse; les urines ont une couleur foncée et contiennent de l'albumine.

Pas de diarrhée. Tempér. vesp., 38°,7.

Quelques taches rosées lenticulaires, disséminées sur l'abdomen font songer à la dothiénentérie, et on prescrit au malade des bains froids qui lui sont donnés de 3 heures en 3 heures.

Le 15 novembre au matin, le malade est dans le même état que la veille; la congestion des deux bases a augmenté; le pouls est toujours accéléré; la langue est rôtie. Le malade expectore quelques crachats sanguinolents, couleur gelée de groseille. Temp. 40°,2.

Dans la nuit le malade a été agité et a troublé le sommeil de ses voisins. On continue les bains. Chacun d'eux amène une rémission d'environ 1° 1/2. La température descend le soir à 39°,8.

A onze heures, le malade meurt presque subitement.

Autopsie. — Les poumons sont très congestionnés; pas de tubercules visibles à l'œil nu.

Le cœur est un peu flasque et dilaté. Pas de myocardite ni de péricardite; pas d'endocardite. La valvule mitrale est un peu épaissie dans toute son étendue. Epaississement du bord libre sur la face auriculaire. L'orifice tricuspide est très dilaté.

Le foie est gros et gras, mais pas granuleux. Il est parsemé de marbrures violettes encerclant des îlots jaunâtres; aspect de foie infectieux.

La rate est énorme, molle et diffluente.

Les reins ne présentent pas de lésions macroscopiques.

Les capsules surrénales forment des masses énormes. La

gauche surtout a complètement disparu en tant que glande. Elle forme une tumeur du volume d'une pomme, assez nettement encapsulée. Sur une section, on constate que cette tuméfaction est due à une dégénérescence caséeuse totale. Dans la droite il existe encore, vers l'extrémité externe, un petit îlot de capsule surrénale respecté. Le reste est caséeux.

L'estomac, l'intestin et le péritoine sont parfaitement sains.

La surface du cerveau est très congestionnée, les sillons tapissés d'un exsudat séreux louche, et on aperçoit le long des vaisseaux de la pie-mère d'assez nombreuses granulations, surtout du côté gauche, le long de l'artère sylvienne. L'exsudat est moins abondant à la base du cerveau. Pas d'exsudat des ventricules. Sur les coupes, rien, si ce n'est une congestion manifeste.

Observation IV

Ewald. — *Berliner Klinische Wochenschrift*, 20 novembre 1893.

Le mardi 10 octobre, entrait dans notre service une femme âgée de 38 ans, présentant tous les symptômes caractéristiques d'une perforation pérityphlique. Le dimanche précédent, vers 6 heures du soir, elle est prise brusquement de violents vomissements avec de fortes douleurs dans la région abdominale du côté droit, les douleurs irradient bientôt par tout l'abdomen ; elle est rapidement abattue et amenée à l'hôpital en cet état. D'après de plus amples renseignements, elle s'est plainte de l'estomac déjà plusieurs mois auparavant, a eu des vomissements de temps en temps et a diminué de poids.

A son entrée, elle accuse une forte douleur dans l'hypocondre droit, dans la région de l'appendice vermiculaire. Elle présente en outre un point très douloureux dans la région de la vésicule biliaire, sur le bord inférieur du lobe droit du foie, et un autre dans l'hypocondre gauche. On ne pouvait percevoir d'exsudat ni par la paroi abdominale, ni par le vagin, ni par le rectum. Cependant on sentait une certaine résistance dans la région iléo-cæcale.

La malade, dont les vomissements ne peuvent être calmés que de temps à autre avec l'opium, est faible et abattue. La peau est d'une couleur jaune sale qu'on attribue à la couleur foncée de ses cheveux et de l'ensemble de sa personne.

Dans l'idée cependant qu'il pouvait y avoir là-dessous une autre maladie, j'examinai avec soin les muqueuses, mais n'y observai aucune tache pigmentée particulière, pas plus que sur une partie quelconque de son corps.

L'état de la malade devient un peu meilleur les jours suivants ; les vomissement cessent ; le pouls, cependant très accéléré, la température inégale font écarter toute idée d'opération.

Dans la nuit du vendredi au samedi quoique la veille elle se fût sentie bien, malgré sa faiblesse, elle meurt subitement après s'être dressée dans son lit.

J'avais pendant toute la durée de la maladie l'idée d'une appendicite probable avec perforation de l'appendice vermiculaire et irritation consécutive du péritoine mais sans exsudat.

L'autopsie fait voir que l'appendice vermiculaire était enflé et rouge, de l'épaisseur du médius. Le péritoine, légèrement infiltré, ne présentait aucune trace de péritonite. L'appendice était rempli d'environ la valeur d'un dé à coudre de pus crémeux. La surface interne était ulcérée et épaissie. Les ganglions mésentériques voisins étaient légèrement enflés et durs.

On ne trouve aucune autre lésion anormale excepté une dégénérescence caséeuse complète des deux capsules surrénales, analogue à celle que l'on rencontre dans la tuberculose de ces organes. La droite est un peu plus grosse, la gauche un peu plus petite.

Le cœur en outre est atrophié et mou.

Dans le reste du corps on trouve encore deux ou trois ganglions caséifiés dans la région épigastrique, mais qui ne paraissent pas avoir de relations directes avec les capsules.

La recherche des ganglions dans les régions mésentérique et appendiculaire fit voir l'absence complète de lésions tuberculeuses.

Les poumons, les organes génitaux, etc., sont absolument indemnes.

En présence de cette découverte microscopique, ce cas acquiert un intérêt tout particulier.

Il s'agit sans aucun doute d'un cas de maladie d'Addison des plus rares, de ceux qui restent pour ainsi dire latents pendant la vie et apparaissent seulement peu de jours avant la mort, subitement, et semblent n'atteindre que l'estomac et les intestins pour arriver à la mort brusque.

Dans la littérature je ne connais que 3 cas semblables, et dans la monographie d'Averbeck (1), basée sur 207 cas connus, il est dit textuellement: « dans certains cas la maladie d'Addison ne présente, jusqu'à peu de temps avant la mort, d'autres symptômes que la coloration caractéristique. Une fois la mort survint au milieu d'attaques d'épilepsie qui apparurent trois jours avant et qui furent précédées elles-mêmes de deux jours de diarrhée. Une autre fois apparut brusquement un coma ininterrompu qui se termina au bout de trois jours par la mort. Dans trois cas enfin, la mort survint à la suite de vomissements subits et incoercibles qui firent penser à une intoxication. »

Dans la réunion très complète de Lewin, de 800 cas de maladie d'Addison, je n'ai pas trouvé de cas semblables aussi loin que j'aie cherché.

Notons encore ceci de particulier, c'est qu'Addison, en parlant de la coloration bronzée de la peau, n'est resté qu'au fond de la question. Comme je l'ai dit, je n'ai pu constater aucune pigmentation chez ma malade; même après la mort, lorsque notre attention fut attirée sur ce point, c'est à peine si nous avons pu remarquer une légère coloration brunâtre de la peau et un peu plus accusée dans les aisselles. Cependant le mari nous avait dit plus tard avoir remarqué chez sa femme une coloration plus foncée de la peau. Mais de semblables pigmentations se voient chaque

---

(1) Je n'ai pu vérifier les dires de l'auteur, la monographie en question n'existant pas à la Bibliothèque de la Faculté de Médecine.

jour sans que pour cela on puisse en faire un symptôme de la maladie d'Addison.

Les lésions de l'appendice vermiculaire étaient si peu accusées qu'il leur est impossible d'avoir produit le syndrome précédent et amené une mort aussi brusque. Bien plus, il est moins douteux pour moi que les douleurs subites qui se sont produites dans l'hypocondre gauche puissent être rapportées au processus de l'appendice vermiculaire ; il faudrait plutôt les attribuer à l'ensemble de ce cas aigu de maladie d'Addison.

Lewin a rassemblé environ 28 pour 100 de cette maladie sans pigmentation, avec dégénérescence tuberculeuse des capsules surrénales.

La question est toujours la suivante : Faut-il encore décrire sous le nom spécial de maladie d'Addison les cas de ce genre ou non ?

OBSERVATION V

LETULLE. — *Presse médicale*, 1894.

Jeune homme de 28 ans, entré le 14 janvier dans le service de M. le Dr Letulle, médecin de l'hôpital Saint-Antoine. Reçu un peu par bienveillance, ce malade épuisé de misère revenait du Tonkin où il avait contracté des fièvres intermittentes tenaces, en même temps qu'une pleurésie droite légère, dont il ne reste plus trace.

Il racontait qu'il avait été pris le jour de l'an de perte d'appétit, d'insomnie, et qu'il avait rendu quelques crachats sanglants. Depuis lors il éprouvait une grande lassitude et un abattement considérable.

Encore que fort et vigoureux et bien musclé, le malade paraît amaigri, sa peau offre dans toute son étendue une coloration un peu sale, terreuse, uniforme, et ne prédominant pas au niveau de la face et des mains. Aucune trace de vitiligo ; les muqueuses sont

COUZIN.

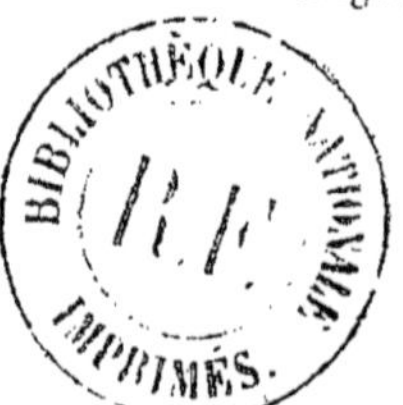

2

intactes. Nous mettons sur le compte de l'impaludisme déjà ancien l'aspect des téguments, d'autant mieux que la rate est grosse et légèrement sensible. D'ailleurs le malade se plaint d'une sensation de pesanteur occupant toute l'étendue de l'épigastre et des hypocondres. Les autres viscères abdominaux paraissent normaux.

Les poumons attirent notre attention non seulement à cause des antécédents du sujet mais encore parce que, dès le lendemain de son entrée, le malade qui tousse assez peu expectore quelques crachats spumeux, striés de sang. L'examen des sommets, pratiqué d'une façon réitérée par les élèves du service, laisse des doutes dans notre esprit, le sommet droit, en arrière, paraissant moins sonore un jour que le gauche, alors que le lendemain, c'est la fosse sus-épineuse gauche qui semble suspecte.

Pendant les neuf jours que dura son séjour à l'hôpital, le patient, toujours abattu, perdit l'appétit, à mesure que les signes d'un embarras gastrique apyrétique augmentaient.

Le 23 *janvier*, après la visite du matin, comme l'état général du malade n'était point plus mauvais et sans que l'auscultation du malade assis ait été prolongée plus que de coutume, la mort survint, tout à coup, subite, au moment où le malade se soulevait sur son séant.

L'autopsie faite avec les plus grands soins ne nous révèle que les trois lésions suivantes :

1º La glande pinéale était plus grosse que normalement sans lésion histologique ;

2º Quelques adhérences pleurales discrètes s'étendaient à la base du poumon droit, sur une largeur de 7 à 8 centimètres carrés. Aucune trace de lésion tuberculeuse pulmonaire sous-jacente, malgré une recherche des plus méthodiques. Le sommet du poumon, légèrement congestionné, ne présentait aucune lésion tuberculeuse manifeste :

3º Les capsules surrénales sont transformées en deux blocs fibro-caséeux, à peu près égaux de volume et de la grosseur d'une petite mandarine. La forme de l'organe est conservée cependant d'une manière générale ; chaque glande en effet représente une pyramide triangulaire à bords arrondis dont la base excavée s'emboîte sur le sommet du rein sous-jacent absolument normal.

La masse cellulo-adipeuse qui forme comme une atmosphère graisseuse autour de la glande est le siège d'une inflammation chronique manifeste. Des tractus fibroïdes la cloisonnent, irradiant tous des blocs caséo-tuberculeux développés dans l'épaisseur de la glande surrénale. Le microscope d'ailleurs nous démontre qu'il s'agit de zones d'inflammations tuberculeuses centrifuges, très riches en cellules géantes.

A droite, la capsule adhère inférieurement au foie dont l'enveloppe seule est enflammée chroniquement, les lobes hépatiques sous-jacents étant respectés.

Les plexus nerveux sympathiques adjacents ne paraissent pas lésés à l'œil nu. Les ganglions lymphatiques voisins semblent intacts.

Quant aux altérations histologiques des capsules surrénales, elles sont des plus classiques en ce sens que l'organe est presque complètement détruit par des îlots tuberculeux caséeux, largement infiltrés dans toute l'épaisseur du tissu glandulaire. Il est facile d'établir par l'examen topographique des lésions l'origine centrale et la diffusion centrifuge de la tuberculose surrénale. De place en place, en effet, à la périphérie, au-dessous des pelotons adipeux péri-surrénaux, on trouve encore quelques rares trabécules épithéliales non détruites, mais morcelées, facilement reconnaissables. Les masses caséeuses qui forment la plus grande partie de ces lésions sont entourées par un nombre souvent incroyable de cellules géantes énormes, affectant les formes les plus variées. Autour de ces amas, le tissu fibreux s'est développé d'une manière exubérante. Un grand nombre de vaisseaux capillaires, dilatés, sillonnent la périphérie des blocs fibro-caséeux. La plupart des veines surrénales encore reconnaissables à leur musculature puissante sont à peu près oblitérées par une endophlébite chronique non bacillaire.

Enfin sur plusieurs coupes, les nerfs et les ganglions nerveux

de la capsule surrénale, apparaissent englobés au milieu des lésions chroniques fibro-caséeuses spécifiques.

Il est difficile d'affirmer une tuberculose primitive des surrénales ; la porte d'entrée paraît avoir été le poumon et la plèvre du
côté droit. La maladie d'Addison, ici larvée, aurait sans doute
développé ses symptômes si une première syncope, sans doute
accidentelle n'était venue en interrompre le cours.

OBSERVATION VI

W. JANOWSKI. — Un cas d'inflammation primitive suppurée,
bilatérale des capsules surrénales. *(Gazeta Lekarska,* 1898, n°
14, p. 354.)

Il s'agit d'une femme de 25 ans, de complexion délicate, en-
ceinte de sept mois.

Dans son enfance elle avait eu la variole, la fièvre typhoïde et
la diphtérie.

Brusquement cette femme fut prise de violents frissons qui
se répétèrent pendant plusieurs jours ; en même temps apparurent des douleurs lombaires extrêmement intenses siégeant à droite
et s'irradiant dans la moitié correspondante du thorax, ainsi que
dans le membre supérieur du même côté. Pendant trois semaines
il y eut de l'anorexie et des vomissements répétés ; la malade
affirme avoir constaté la présence de caillots sanguins dans les
matières vomies (?)

A l'examen, on constata les symptômes suivants :

Teinte subictérique du tégument externe, léger œdème du
tronc, de la région lombaire droite et de la partie postéro-
inférieure droite de la cage thoracique. Le moindre attou-
chement de la région œdématiée provoque de vives douleurs.
Affaiblissement du murmure vésiculaire à la base du poumon
droit, dont la limite inférieure, en avant, se trouve au-dessous
de la 4ᵉ côte ; pouls petit, à 120, matité du cœur normale ;

le premier bruit est très sensiblement sourd à tous les orifices ; ventre un peu ballonné ; le foie et la rate sont normaux.

L'urine offre une coloration brun foncé, mais ne renferme ni albumine, ni sucre, ni pigments biliaires. Des ponctions exploratrices du poumon et du rein droit restent négatives.

Croyant avoir affaire à une néphrite suppurée, l'auteur s'adressa à M. Krajewski qui se chargea d'intervenir chirurgicalement.

On fit une large incision, mais il fut très difficile de découvrir la collection présumée. La partie supérieure du rein droit, entre la capsule adipeuse et fibreuse, donna issue à 100 centimètres cubes de pus fétide.

Néanmoins, malgré cette intervention, la température resta stationnaire (37°,8), et cela pendant les 24 heures qui suivirent l'opération ; à ce moment la malade fit une fausse couche. Mort une heure après.

L'autopsie faite par M. Brewoski démontra l'existence de modifications siégeant exclusivement dans les capsules surrénales.

Les deux capsules étaient transformées en foyers purulents enkystés, renfermant des débris sphacéliques. Le rein gauche et sa capsule étaient demeurés intacts. Du côté droit, la paroi du kyste purulent adhérait à la face inférieure du foie sur une étendue de 2 centimètres sans que toutefois le processus inflammatoire eût envahi le tissu hépatique. Ce processus s'était propagé vers le rein dont il avait attaqué le tissu entre les capsules adipeuse et fibreuse sans toucher à cette dernière.

L'inflammation diminuait d'intensité de haut en bas, de sorte que le tissu de la moitié inférieure du rein était resté normal. Mais l'abcès développé aux dépens de la capsule surrénale ne présentait dans sa partie inférieure aucune trace d'orifice pathologique ou accidentel, si bien que le foyer purulent qui avait envahi la surface antérieure du rein droit était séparé de la collection suppurée de la capsule surrénale par une membrane continue de un demi-millimètre d'épaisseur, infiltrée de pus sur ses deux faces.

Les deux reins ne présentaient aucune lésion pathologique appréciable. Rien d'anormal dans les autres organes.

L'examen bactériologique du pus n'a pas été fait.

L'état du cœur, les douleurs thoraciques et la coloration anormale de l'urine trouvent leur explication dans l'abolition des fonctions des capsules surrénales.

Bien que, dans ce cas, l'examen bactériologique n'ait pas été pratiqué, il me paraît évident que ces « deux cap- « sules, transformées en foyers purulents enkystés », étaient tuberculeuses et parfaitement semblables aux « coques remplies de pus » dont parlent Alezais et Arnaud. (V. chap. i.) Un tel processus suppuratif ne trouverait guère d'analogue dans l'économie en dehors d'un processus néoplasique, tuberculeux ou syphilitique. Ici, néoplasme et syphilis doivent être écartés. Il ne reste plus que l'hypothèse de la tuberculose qui devient alors une certitude. Quant aux théories du *peculiar change*, du *yellow cheesy change* chères aux auteurs anglais, Greenhow et Wilks, en particulier, elles ont fait leur temps, depuis que des découvertes récentes ont élucidé l'anatomie pathologique capsulaire.

Observation VII

E. Counsell. — Un cas de maladie d'Addison sans pigmentation
Lancet, 3 mai 1890.

G. B..., charretier, âgé de 27 ans, vint me consulter en septembre dernier, se plaignant de douleurs après les repas, et d'envies de vomir, sans autre maladie actuelle. Un tonique fut prescrit avec succès. Il reparut de temps en temps avec les mêmes symptômes d'ailleurs si peu accusés qu'on ne le vit ni en novembre ni en décembre. Ce ne fut qu'en janvier qu'ils devinrent si graves que le malade dut prendre deux ou trois jours de repos d'un coup : sensation de grande fatigue accompagnée d'une faiblesse croissante quoique accidentelle.

J'obtins alors de plus amples renseignements le concernant. Bons antécédents héréditaires. Pas de phtisie, aucune histoire de maladie antérieure ; mais depuis 5 ans, habitudes d'intempérance, la boisson habituelle étant la bière. Marié, père de quatre enfants, est complètement impuissant depuis 2 ans. Le malade est un gros homme bien développé, les cheveux brun foncé, les yeux brun clair. Le 10 janvier, je l'examinai dans son lit. Il me dit que depuis le commencement de sa maladie, il a perdu 2 st. et que depuis Noël il est essoufflé, surtout quand il monte un escalier. L'examen ne révéla rien autre chose que le peu d'étendue de la zone de matité du foie et une très grande sensibilité de la région épigastrique et de l'hypocondre droit. Il présentait aussi une teinte jaunâtre respectant la conjonctive. Urine normale ; quantité 1020 grammes. Sous l'influence du même traitement, il se remit et continua son travail jusqu'en février. Il devint alors beaucoup plus faible. Ses vomissements qui devinrent plus fréquents ne contenaient que de la bile et des aliments non digérés. A part une légère constipation quelquefois, l'intestin fonctionnait bien.

Le 6 *février,* il rendit ce qu'il appelait un morceau de « foie pourri » qui ne fut pas examiné. Le 12, il devint si faible qu'il s'alita complètement. Les vomissements devinrent la règle quand il avait mangé. Il se plaignait de douleurs aiguës dans l'abdomen, quelquefois localisées à l'ombilic, quelquefois à l'épigastre qui conservait sa vive sensibilité. Aucune distension abdominale, plutôt rétraction. Le 15, je vis le malade en consultation avec le D⟨r⟩ Ticehurst de Petersfield. Le malade était très faible, le pouls à peine sensible était à 120, les mains froides et il était anhélant en essayant de s'asseoir. La douleur abdominale était localisée à l'épigastre très sensible. La matité du foie était très diminuée, étant seulement d'un pouce et demi au-dessous de la ligne du mamelon. On discuta trois choses comme diagnostic : 1° atrophie jaune aiguë du foie ; 2° tumeur entourant les branches profondes du plexus nerveux et pressant sur le duodénum ; 3° maladie d'Addison quoique la peau ne fût pas pigmentée.

Le 16, grande aggravation ; le pouls était introuvable ; vomissements noirâtres toutes les heures *(nasty black stuff)* comme du sang altéré. Un peu de confusion mentale. Pas une minute de repos, bâillements continuels. Pas de céphalée ; pas de troubles visuels ; lavements nutritifs. Le 17, pas de pouls ; soif vive, toux sèche continuelle ; pas d'urine depuis 24 heures ; langue sèche ; traits pincés et tirés, en fait tous les symptômes du collapsus abdominal aigu. Dans la fosse iliaque droite, on sentait une masse allongée roulant sous le doigt, semblant présenter quelque analogie avec l'intussusception. On ne sentait rien par le rectum. Une quatrième explication possible des symptômes m'était maintenant suggérée : l'étranglement, à travers l'hiatus de Winslow ou le diaphragme d'une partie supérieure de l'intestin causant une distension générale. On discuta de nouveau la maladie d'Addison et l'atrophie jaune aiguë qui fut écartée, parce qu'il n'y avait ni jaunisse ni délire. De sorte que le diagnostic fut pendant entre la maladie bronzée et un étranglement aigu. En faveur du premier cas, il y avait l'histoire chronique, contre elle l'acuité actuelle des symptômes, la complète absence de pigmentation de la peau ou des muqueuses, l'aspect général du malade qui était celui de quelqu'un souffrant d'occlusion intestinale. Pour l'étranglement, il y avait l'histoire aiguë de ces quelques derniers jours, l'aspect du malade, les vomissements, l'anurie ; contre cette hypothèse, un vague bruit qu'un purgatif avait agi le 15, après une longue constipation, entraînant une grande quantité de matières ressemblant à des grains de café. Mort le 18 au matin. Autopsie le jour même. Intestin sain, pas de péritonite. L'appendice vermiculaire est distendu par du mucus. Les capsules surrénales furent enlevées et une d'elles envoyée à Guy pour y être examinée. Elle pesait un drachme un

quart, était plus grosse que d'habitude. La surface était bosselée
par de volumineux dépôts blancs, qu'une section longitudinale
montra disséminés dans les substances médullaire et corticale.
Ils variaient de la taille d'un pois à celle d'une noisette et ressem-
blaient aux blocs caséeux des ganglions lymphatiques. Quelques
tranches furent examinées par la méthode de Neelson, pour la
recherche des bacilles, mais sans succès... Leur nature tuberculeuse est cependant peu douteuse. Généralement on ne trouve
pas de bacilles dans la maladie d'Addison.

Je ne considère pas ce cas comme distinct de la maladie d'Addison, mais comme un cas qui a évolué si rapidement que la pigmentation n'a pas eu le temps de se produire. Je l'ai publié pour
montrer combien difficile est le diagnostic en cette circonstance
et les nombreuses discussions qu'il peut soulever. L'impuissance
que je ne trouve mentionnée nulle part est certainement un de
ceux qu'on doit s'attendre à trouver dans une maladie aussi « *su-
prémement nerveuse* » que la maladie d'Addison.

Observation VIII

Épithéliomas des capsules surrénales avec noyaux secondaires de
la peau, Chaillous. — *Bulletin de la Société Anatomique*,
décembre, 1897.

G..., âgé de 27 ans, typographe, entré le 2 novembre 1897 à
l'hôpital Broussais, dans le service de M. Michaux, pour tumeurs
multiples de la peau, et surtout pour exophtalmie droite.

En juillet dernier, et sans cause apparente, le malade s'était
aperçu qu'il portait un peu au-dessous du mamelon gauche une
induration rouge de la peau, de la largeur d'une pièce de 5 francs ;
vers la même époque, il sent dans l'aisselle gauche une masse roulant sous le doigt, peu volumineuse et peu douloureuse. Puis de
nouvelles indurations apparaissent, près du mamelon droit, à
deux travers de doigt, au-dessus du pubis, à la partie supéro-

externe du creux poplité droit, à la face externe de la jambe gauche.

Il entre à Saint-Louis chez M. Ducastel, puis chez M. Richelot qui lui enlève, le 2 août, les ganglions de l'aisselle gauche et les différentes tumeurs disséminées sur le thorax et les membres inférieurs.

En septembre, récidive dans la cicatrice de la région hypogastrique.

En octobre, la joue droite grossit, l'aile droite du nez se dévie en dehors, la peau devient rouge, et la tuméfaction gagne la paupière inférieure et bientôt l'œil fait saillie. Iodure de potassium et frictions mercurielles ; aucune amélioration.

Le 2 *novembre*. — Le malade entre dans le service de M. le Dr Michaux. Tout d'abord on constate chez lui une asymétrie considérable de la face ; tout le côté droit est tuméfié, la peau a des teintes qui vont du rose au rouge violacé, séparées par des intervalles de peau saine. L'œil très projeté en avant est recouvert avec peine par les paupières œdématiées ; conjonctive rouge, paupière supérieure sillonnée de veines bleuâtres.

La commissure labiale est déviée du côté gauche et le nez repoussé du même côté ; par la narine droite, largement ouverte, s'écoule continuellement un liquide séreux ; au-dessous de la paupière inférieure, la peau présente une induration violacée, indolore, de la largeur d'une pièce de 2 francs

On observe encore une petite tumeur à la partie postéro-interne de la cuisse droite, une autre à la partie supérieure du creux poplité droit, deux autres plus petites à la face externe du mollet gauche. Chacune de ces petites masses est incluse dans la peau, ne fait point saillie et n'adhère pas aux parties profondes. Toutes sont dures, indolores, arrondies et violacées. Voûte et voile du palais normaux. Quelques ganglions peu volumineux et indolores roulent dans l'aisselle et au pli de l'aine.

Le malade ne se plaint que de sa difformité ; il a conservé bon appétit et n'a pas maigri.

Les jours suivants, l'œil devient plus saillant, sans occasionner de troubles fonctionnels. Tous les soirs la température monte à 39° et s'approche parfois de 40°. Aucun trouble du côté du cœur ni des poumons, les urines ne contiennent ni sucre, ni albumine.

7 *novembre*. — Chémosis considérable de la conjonctive depuis deux jours, le malade dit avoir perdu l'appétit et ne boit dans la journée que quelques tasses de lait.

10 *novembre*. — 40°,2 le soir. Le malade a déliré toute la nuit. Langue sèche, haleine fétide.

11 *novembre*. — Le délire augmente ; on est obligé d'attacher le malade ; pouls, 130, faible ; respiration, 28. Lèvres desséchées.

12 *novembre*. — 40°,4 le soir. Pouls 130, respiration 44. Dans la soirée le malade est un peu moins agité, l'œil est moins saillant et l'asymétrie faciale a diminué.

13 *novembre*. — La nuit a été assez calme ; 39°,4 le soir, pouls toujours rapide, langue rôtie, haleine fétide. Dans l'après-midi, le malade peut répondre à quelques questions, et dit qu'il se « trouve bien ».

Mort la nuit suivante, 12 jours après son entrée à l'hôpital.

Autopsie. — 36 heures après la mort.

Cerveau, cœur, poumons sains.

Le foie, congestionné, pèse 1,900 grammes, et la rate ramollie, 375 grammes. Les capsules surrénales sont remarquables par leur poids et leur volume ; la gauche pèse 265 grammes et le rein correspondant 135 ; la capsule droite pèse 175 grammes et le rein correspondant 185.

Au-dessus du rein gauche et le coiffant, tout en empiétant sur la face postérieure, on voit une masse triangulaire aussi volumineuse que le rein, et revêtue d'une enveloppe cellulo-adipeuse. On la décolle facilement du rein auquel la rattache le pédicule vasculaire. A la palpation la tumeur est mollasse, avec un noyau plus dur à la partie inféro-interne. Quand on a décapsulé la tumeur, on voit qu'elle a l'aspect d'un caillot organisé, teinté de noir avec un fond grisâtre.

Sur une coupe médiane, suivant le grand axe on voit que cette tumeur se compose d'un noyau central, blanc, dur, strié, et d'une enveloppe, épaisse d'un demi-centimètre. La face interne de cette enveloppe est irrégulière, présente des anfractuosités dans lesquelles viennent se loger des petits caillots de sang noir. La masse périphérique s'écrase sous le doigt ; le noyau central résiste à la pression.

Examen microscopique. — Les capsules surrénales, les reins, le foie, la peau ont été examinés par M. Ardouin, interne des hôpitaux. Fixation par l'alcool, inclusion dans la paraffine, coloration à l'hématoxyline-éosine.

Sur une première coupe, on voit nettement se dessiner deux masses ; l'une représente le caillot, formé de globules irréguliers, pressés les uns contre les autres, et ne conservant presque rien de leur aspect primitif.

L'autre masse se compose de deux parties qui se confondent peu à peu. La région périphérique est formée de cellules disposées en séries régulières, séparées par des travées, également en rayons réguliers ; mais bientôt cette régularité disparaît ; les cellules se disséminent, se multiplient, se séparent les unes des autres, tandis que s'épaississent au contraire les travées qui les séparent.

Sur une seconde coupe, les travées régulières manquent partout, et les cellules de néoformation ont tout envahi.

Sur une coupe de noyaux indurés de la peau, on aperçoit la partie profonde remplie de cellules polygonales commençant à envahir le derme.

Foie normal et rein légèrement sclérosé.

M. Gombault conclut à l'existence d'un épithélioma primitif des capsules surrénales avec localisations secondaires dans la peau.

Réflexions. — 1° Comme le démontrent déjà plusieurs observations antérieures à la nôtre, il existe des tumeurs des capsules surrénales sans symptômes addisoniens ;

2° Dans le cas présent nous croyons devoir faire remarquer la marche rapide de l'affection, l'âge du malade, les *symptômes de grande infection* qu'il a présentés et que n'ont pu expliquer ni l'observation clinique, ni les recherches post mortem.

Observation IX

Shar (*The Lancet,* 1895) cite un cas de tuberculose surrénale à évolution très rapide terminé subitement. Il n'y avait en fait de pigmentation qu'une étroite ligne bronzée, s'étendant de l'ombilic au pubis.

Il s'agissait d'une jeune fille « forte et bien constituée » qui, après une chute subite dans la rue, fut amenée à l'hôpital dans un état de collapsus qui persista jusqu'à la mort. Ranimée par des piqûres d'éther, elle mourut 3 heures après son entrée à l'hôpital.

Le cœur et les poumons furent trouvés sains à l'autopsie. Les capsules surrénales étaient complètement caséuses. A noter, la présence de tractus fibreux autour des ganglions semi-lunaires et du plexus solaire, impliquant sans doute des lésions nerveuses qui peuvent expliquer le commencement de coloration de l'abdomen.

Observation X

Thompson. — *Médical Times,* 1856.

W. P..., âgé de 20 ans, autrefois peintre, maintenant boulanger, entre à l'hôpital de Middelesex au mois de juillet 1854.

Les amis du malade ont remarqué que sa peau a graduellement pris une teinte foncée depuis six semaines, et que depuis quelques jours ce changement devient plus accentué. Il continue néanmoins son travail de boulanger jusqu'au 8 juillet.

Le dimanche 9, il dîne avec des amis, en aussi bonne santé que d'habitude.

Le jour suivant, le malade se plaint d'être faible et de ne pouvoir marcher. Il éprouve un mal de gorge, mais ce n'est pas un refroidissement. Le mardi, 11, chez un ami, il se couche sur un sopha, disant qu'il lui est impossible de marcher. On l'amène alors à l'hôpital. Avant cette attaque, il avait toujours été d'une parfaite santé et d'une sobriété très grande, tout en se nourrissant bien.

Le jour de son admission, le 12 juillet, à 8 heures du matin, la peau est d'une couleur foncée brun sale ; les conjonctives ont une teinte semblable, la peau est couverte de sueurs froides et visqueuses, le pouls à peine perceptible, la langue propre et les selles régulières, à la suite d'une purgation administrée le matin. Très remuant, il ne répond qu'avec difficulté quoique ayant l'air conscient.

Bouteilles chaudes sur le corps et brandy. Le pouls devient presque normal. Trois ou quatre selles foncées presque liquides. Douleur localisée profondément dans l'hypocondre droit. La même sueur froide persiste et il meurt à quatre heures le lendemain matin.

Autopsie. — Corps bien formé et bien musclé. Rigidité cadavérique extrême. La surface entière de la peau est d'une drôle de couleur bronzée, avec légères lividités sur les lèvres et dans le dos.

Cerveau, poumon, cœur, sains.

Tous les follicules de l'intestion sont grossis et forment de petites éminences de la grosseur d'un grain de millet. A l'extrémité inférieure de l'iléon, deux petits points d'ulcération superficielle. Les plaques de Peyer ne sont pas lésées. Le côlon est intact.

Reins sains.

Capsules surrénales caséeuses.

J'ai cité ces deux observations malgré le semblant de coloration anormale présenté par ces deux malades. Elles serviront de transition entre la forme aiguë et la maladie d'Addison classique.

II

Revue analytique et critique des observations.

Les nombreuses discussions auxquelles a donné lieu
la pathogénie de la maladie d'Addison seraient déplacées
ici. L'infection capsulaire, signalée quelquefois comme
primitive (Janowski, Chaillous), se fait par la voie san-
guine. Elle est généralement consécutive à des lésions du
poumon ou de la plèvre qui, pour être peu atteints, ne
sont pas d'habitude absolument indemnes.

L'anatomie pathologique ne saurait nous retenir plus
longtemps, car elle ne diffère pas de l'anatomie pathologique de la maladie d'Addison. Comme dans celle-ci, on
trouve les capsules surrénales augmentées de volume.
Elles peuvent atteindre la grosseur d'une petite pomme
(Sergent), d'une mandarine (Letulle). Généralement dé-
formées, on les a vu aussi conserver leur forme triangulaire. Leur coupe a été comparée par Peacock à la pulpe
du marron d'Inde ou au contenu des gommes syphili-
tiques. Le centre peut présenter diverses phases de ramol-
lissement (aspect mastic de vitrier, crémeux, ou même
franchement purulent, comme il en existe un certain

nombre de cas « qui ont été rapportés à tort à l'inflammation simple des capsules surrénales ») (1).

Dans aucune observation on n'a relevé d'altérations macroscopiques du grand sympathique. Cette constatation vient à l'appui de la théorie nerveuse de la maladie bronzée. Si, comme le veulent les partisans de cette théorie, Jaccoud, Raymond, etc., si, comme l'ont surtout bien démontré Alezais et Arnaud, la pigmentation est subordonnée à des lésions nerveuses et en particulier à celles des petits ganglions de l'enveloppe fibreuse péricapsulaire, il est clair que l'absence de mélanodermie dans la forme aiguë est due à la marche foudroyante de l'intoxication. Supino attire l'attention sur ce point, et Letulle, dans son observation, fait remarquer que la pigmentation aurait pu apparaître si la maladie s'était prolongée. Nous sommes ainsi amenés à considérer le syndrome addisonien dans les différentes maladies où il se manifeste comme une complication subordonnée à des altérations nerveuses.

Les symptômes, l'évolution, la terminaison de ces accidents aigus méritent une description minutieuse. Pour en donner une idée exacte, j'essaierai de synthétiser les diverses observations que j'en ai pu recueillir.

Ce qui frappe tout d'abord en les relisant, c'est la brusquerie du début. Presque invariablement, l'histoire

---

(1) ALEZAIS et ARNAUD. *Op. cit.* Je ne puis que renvoyer à ce travail et à l'observation V pour tout ce qui concerne l'anatomie pathologique de la tuberculose. Pour le cancer, v. l'obs. VIII, où les examens macroscopique et microscopique sont très nets et très détaillés.

si courte de chacun de ces malades commence par le
même mot : *brusquement*. Sans aucun prodrome net apparaissent tout à coup une céphalée intense, des vomissements incoercibles, le plus souvent bilieux, des douleurs
lombaires et abdominales qui, suivant l'expression d'une
infirmière surveillant un de ces malades, le faisait « se tordre
comme un ver ». Quelquefois ce cortège infectieux qui
simule si bien un empoisonnement aigu est accompagné
de frissons violents. Le thermomètre monte en quelques
heures à 40°. Dans le cas de Binot, nous voyons la toxémie
se traduire en dehors de toute tare nerveuse antérieure
par de véritables crises d'épilepsie. Le malade jette un cri:
on croit assister à l'*aura* du mal sacré, et l'accès qui
continue par des convulsions se termine par l'émission
involontaire d'urine. D'autres fois, comme dans le cas de
Letulle, l'intoxication évolue d'une façon plus silencieuse ;
on ne découvre, comme dans la forme classique à évolution lente, accompagnée de maladie d'Addison, qu'une
asthénie profonde. Cependant le clinicien ne peut s'empêcher de remarquer une sorte d'embarras gastrique mal
défini qui éveille sa méfiance justement parce qu'il ne
peut s'en expliquer la cause, jusqu'au moment, toujours
rapproché, où le dénouement fatal vient la lui fournir.
Il n'est pas jusqu'à du délire qu'on n'ait pu observer en
pareil cas. Le malade du Dr Sergent ne cessa de présenter
« un délire tranquille » depuis le moment où il s'alita
jusqu'à sa mort. On pourrait objecter que dans ce cas il
y avait non seulement insuffisance capsulaire, mais aussi
de la méningite qui pouvait bien être mise en cause. Mais
l'intoxication capable de produire des convulsions épi-

leptiformes peut bien revendiquer sa part dans la production de ces troubles mentaux, on peut même dire une large part, car la méningite en question était peu intense et n'était guère qu'à son début. La forme vésaniante de l'urémie n'est-elle pas là pour confirmer cette assertion? Comment ne pas remarquer l'analogie qui existe entre ce cas et celui du malade d'Awerbeck qui, brusquement, fut pris d'un « coma ininterrompu qui se termina au bout de trois jours par la mort »?

Quelles modifications subissent ces symptômes au cours de l'affection? On pourrait presque dire qu'ils n'en subissent aucune et qu'ils persistent jusqu'à la fin comme ils ont commencé. Ils n'ont d'ailleurs guère le temps de se modifier, car la durée de la maladie n'excède pas en général dix à douze jours. Une fois on l'a vu commencer et se terminer en vingt-quatre heures (Binot). Cependant, l'examen des différents organes thoraciques et abdominaux est impuissante à expliquer la gravité de la situation. Quelquefois les sommets des poumons paraissent suspects, mais les lésions qu'ils présentent sont loin d'être en rapport avec l'intensité des douleurs. Il peut arriver qu'on observe, comme chez la malade de Janowski, de la tachycardie; les bruits du cœur peuvent être sourds et mal frappés. Dans l'observation III nous trouvons le foie et la rate hypertrophiés. En général, il n'y a pas d'albuminurie. Mais ces différents signes sont tellement inconstants qu'on ne peut leur accorder une grande valeur. De mélanodernie, nulle trace, car les teintes subictérique, terreuse, les rares macules cutanées qu'on a pu observer au cours de cette terrible maladie, n'offraient absolument rien de caractéristique, même pour des observateurs à l'esprit en éveil, et, comme le font justement remarquer Ewald, L. Bernard et Sergent, se voient chaque jour en dehors de la tuberculose des capsules surrénales.

Ce qu'il y a de curieux dans l'histoire clinique de tous ces cas, c'est qu'après des alternatives de convulsions et de coma, avec ou sans hypothermie, ils se terminent tous comme ils ont commencé, c'est-à-dire brusquement. La mort subite qui est d'ailleurs un mode de terminaison assez fréquent et aujourd'hui bien connu de la maladie d'Addison, devient ici la règle. Parmi les diverses hypothèses émises à ce sujet : syncope accidentelle, inhibition, etc., combien méritent de nous retenir? La syncope survenant à la suite d'un spasme de la glotte ou des muscles respirateurs chez un individu au terme de la cachexie a certainement pu être incriminée avec raison (Letulle). Quant à la théorie de l'inhibition soutenue par Brown-Séquard (1), Lancereaux (2), elle peut être vraie dans la maladie d'Addison classique où les lésions nerveuses sont très fréquentes, mais il est difficile de l'admettre en dehors de ces lésions, absentes dans tous les cas que nous publions. Il faudrait, pour conserver cette théorie, admettre la structure nerveuse de la substance médullaire des capsules, et le fait est loin d'être prouvé. La rétention de substances toxiques dans le sang et les muscles rend mieux compte que les théories nerveuses

---

(1) *Semaine médicale*, 1887, p. 196.
(2) *Clinique médicale de l'Hôtel-Dieu*, 1894.

des vomissements, du coma, des convulsions et de cette mort subite. « Tous ces signes rappellent trop ceux de « l'urémie pour qu'on ne croie pas à leur origine toxique » (Boinet) (1).

Il ne serait peut-être pas même hors de propos de conclure que la toxine ainsi produite « se montre non seule- « ment comme un poison curarisant, mais aussi comme « un poison du cœur », — le fait de Janowski est très probant à cet égard — « agissant sur le myocarde et les « terminaisons cardiaques des pneumogastriques et déter- « minant une tachycardie paralytique (2). »

Ce qui frappe, en effet, dans ce court exposé sémiologique c'est que, suivant le mot de M. Chauffard, « tout y sent l'intoxication ». Il faut reconnaître que ces phénomènes peuvent se manifester, à intervalles plus ou moins éloignés dans la forme chronique. Ils y acquièrent rarement une telle intensité. Mais ce qui caractérise nettement, à notre avis, le syndrome que nous étudions, c'est, outre la violence inaccoutumée de ces symptômes et l'absence régulière de pigmentation, la marche souvent foudroyante de l'affection, et la brusquerie du début, comme celle de la fin.

---

(1) BOINET. *Semaine médicale*, 1895, p. 361.
(2) CHAUFFARD. *Loco citato.*

III

Parallèle clinique et expérimental.

L'évolution suraiguë de ces différents cas si conforme à celle des faits expérimentaux m'amène à passer succinctement en revue ces derniers, afin d'en dégager ce qu'il y a de commun entre la clinique et l'expérimentation.

Les premières expériences sur l'ablation des capsules surrénales sont dues à Brown-Séquard, et datent de 1856. Elles furent reprises ou continuées par Philippeaux, Martin-Magron, Harley, Châtelain, Thiroloix, etc., mais il faut arriver aux travaux d'Abelous et Langlois pour avoir des données scientifiques vraiment concluantes (1).

Chez la grenouille, Abelous et Langlois pratiquent la destruction ignée des deux capsules surrénales. Cette destruction entraîne fatalement et rapidement la mort de l'animal, en 12 et 13 jours s'il est en état d'hibernation, en 48 heures au plus pendant l'été ; la longueur de la

____

(1) ABELOUS et LANGLOIS. *Archives de physiol.*, 1892, p. 269 et 485, et P. LANGLOIS. *Thèse de doctorat ès sciences*, 1896.

survie est en raison inverse de l'activité des échanges chimiques.

Il est intéressant de constater que la mort par décapsulisation survient même plus rapidement que la mort par suppression de la fonction rénale. Si une seule capsule est détruite ou si un fragment notable de la seconde reste intact, la grenouille survit.

Après la destruction des deux capsules, l'insertion sous la peau dans le sac lymphatique dorsal d'un fragment de rein avec la capsule attenante normale prolonge la vie jusqu'à 5 ou 6 jours en été.

Le sang d'une grenouille paralysée et mourante est hypertoxique pour une autre grenouille décapsulée, et ne produit que des troubles passagers chez une grenouille normale.

Chez le cobaye les résultats sont les mêmes. Chez le chien où les capsules surrénales sont déjà plus volumineuses, on peut, par la méthode des ablations partielles, constater que, tant que le sixième du poids des capsules est conservé intact, l'animal survit et peut même résister à l'action du sang de chien acapsulé, sans éprouver autre chose que des troubles passagers de somnolence, de faiblesse du train postérieur (P. Langlois).

Les animaux acapsulés meurent donc empoisonnés, et les toxines dues à l'insuffisance surrénale existent non seulement dans le sang, mais aussi dans les muscles d'où on peut les extraire par l'alcool : c'est ce qui explique l'asthénie addisonienne. Quels sont chez les animaux les symptômes de cette intoxication? Brown-Séquard, Abelous et Langlois ont toujours observé la paralysie du train postérieur d'abord, celle du train antérieur ensuite, et enfin la paralysie des muscles respirateurs. Ils ont noté de plus un affaiblissement musculaire et une paresse pour le mouvement qui vont en s'accentuant.

Sur les animaux décapsulés ou paralysés à la suite d'injection de sang de grenouille mourante, Abelous et Langlois avaient observé que l'excitation faradique directe des nerfs demeurait sans effet, alors que l'excitant électrique appliqué directement aux muscles déterminait encore des réactions manifestes. Ils en ont conclu que la toxine produite par l'insuffisance capsulaire pouvait bien agir à la façon du curare, et en fait, des expériences nouvelles qu'il serait trop long de répéter ici ont confirmé pour eux cette façon de voir (V. *Arch. de physiologie*, 1892).

Brown-Séquard, dans son mémoire de 1856, avait remarqué que l'ablation des deux capsules chez le cobaye n'était suivie que d'une survie de treize heures. Abelous et Langlois reprenant ces expériences sur le même animal ont toujours vu survenir la mort vers la cinquième heure. Les expériences sur le nerf sciatique ont été aussi concluantes que chez la grenouille.

Le rôle des capsules surrénales consisterait donc à élaborer par une sécrétion interne des substances qui neutraliseraient ou détruiraient les poisons fabriqués au cours de la contraction musculaire. Ces organes mériteraient ainsi d'être placés au rang des plus importants de l'économie.

Sans doute ces expériences ne prouvent en somme que deux choses : l'auto-intoxication rapide de l'organisme après la destruction des deux capsules surrénales et la nature curarisante de la toxine ainsi produite ou retenue. Il est toujours téméraire de conclure de certains faits observés chez les animaux inférieurs à l'existence de faits semblables chez des animaux d'un ordre plus élevé. Cependant, l'expérimentation à qui on peut reprocher de ne pas reproduire les troubles gastriques spéciaux de la déchéance surrénale, ne reproduit pas non plus la pigmentation absente chez tous nos malades, et ce fait a sa valeur. Les symptômes paralytiques qui sont la règle chez les grenouilles et les cobayes n'existent pas d'une façon marquée chez l'homme. Cependant, comme nous l'avons vu au chapitre précédent, la tachycardie, les syncopes mortelles par spasmes des muscles respirateurs sont peut-être bien de même ordre que les paralysies expérimentales. Les signes communs de l'insuffisance capsulaire chez les animaux et chez l'homme sont donc l'asthénie, la rapidité de l'évolution et l'absence de mélanodermie. Il est difficile de méconnaître l'importance de ces trois analogies fondamentales. De ce qu'il existe des dissemblances secondaires il ne faut pas trop s'étonner, car l'ablation des capsules surrénales est forcément un procédé « brutal, trop « massif dans ses effets et qui ne peut prétendre réaliser « les mêmes finesses de dissociation physiologique que « la lésion nécessairement progressive » de la tuberculose capsulaire (1).

____

(1) CHAUFFARD. *Loco citato.*

IV

Diagnostic. — Traitement.

Dans les observations que nous citons, malgré la compétence indiscutable des cliniciens, le diagnostic n'a jamais pu être fait que par l'examen *post mortem*. C'est assez dire combien il est difficile. Il y aurait cependant un intérêt capital à faire ce diagnostic. De sa précocité, permettant d'instituer un traitement préventif efficace, dépend le salut du malade.

Or, au début, l'asthénie qui est souvent le seul signe est le triste apanage d'une foule d'affections cachectisantes. La mélanodermie concomitante, qui permet de reconnaître la maladie bronzée, n'est plus là pour nous aider. Cette asthénie si souvent inexplicable, on la retrouve tout d'abord au commencement de la tuberculose pulmonaire. L'auscultation sera loin de pouvoir toujours renseigner ; elle trompera plutôt, car il peut y avoir coexistence de tuberculoses pulmonaire et capsulaire ; on songera exclusivement à la première, alors que ce sera la seconde la plus redoutable. La leucocythémie, l'anémie pernicieuse pourront être incriminées. Mais l'examen du sang est là pour empêcher cette cause d'erreur. Le coma observé dans certains cas fera songer au diabète : l'examen des urines tranchera la difficulté. Les douleurs abdominales, les vomissements éveilleront souvent l'idée d'un néoplasme stomacal. Le caractère des vomissements, bilieux et alimentaires et non sanglants, l'examen microscopique des matières rendues, l'analyse du suc gastrique feront abandonner cette idée. Counsell attire l'attention sur l'impuissance génésique qui, jointe à l'asthénie et aux troubles gastriques, serait selon lui un excellent signe de début. Sans contester la valeur de ce symptôme, on ne doit lui accorder qu'une importance bien limitée, car il n'a guère été constaté qu'une fois par l'auteur anglais.

Un peu plus tard, on observe tous les signes d'un empoisonnement aigu. Mais quelle en est la cause? C'est à ce moment qu'après avoir écarté toute tentative criminelle ou de suicide, on pourra songer à la tuberculose capsulaire.

Le pronostic déjà si sombre de la maladie d'Addison s'aggrave encore ici. Cependant, il est permis d'espérer qu'à l'avenir, à mesure que ces faits seront mieux connus et mieux étudiés, il sera plus facile, entre tant de causes d'intoxication, de diagnostiquer quelle est la vraie.

Le traitement ne pourra guère être institué qu'autant qu'on aura fait le diagnostic. C'est dire qu'il le sera rarement. C'est, du reste, le traitement de la forme lente et le traitement de la tuberculose en général. Seuls, les accidents aigus doivent attirer ici notre attention. Contre les troubles gastriques, les inhalations d'oxygène pourront donner quelques résultats. L'électrothérapie, depuis longtemps conseillée chez les Addisoniens par Semmola et

Jaccoud et en particulier le bain statique avec étincelles sur les régions endolories, aura ici l'utilité ordinaire qu'il a dans toutes les asthénies douloureuses (1). La faradisation au pinceau conviendra dans les cas de douleurs nettement localisées, mais devra être écartée dans les cas d'asthénie généralisée.

L'intolérance stomacale ne permet guère de recourir aux toniques médicamenteux et on doit se demander si c'est regrettable, car leur efficacité paraît ici bien illusoire. Contre les douleurs, on pourra encore employer le stypage, les pulvérisations de chlorure de méthyle. Comme dernière ressource, on songera aux injections de sérum. Cette médication a encore été trop rarement appliquée en pareil cas, pour qu'on puisse lui assigner une valeur positive. Le malade de Sergent parut n'en retirer aucun bénéfice, pas plus que les sujets d'expérience de Langlois.

L'opothérapie surrénale compte quelques succès (faits de Béclère, Marie, Dieulafoy). La forme la plus convenable d'extrait capsulaire est l'extrait glycériné. Cette méthode doit d'ailleurs être employée avec une extrême prudence, en raison des névroses locales auxquelles elle peut donner lieu (Caussade), et même de l'aggravation qu'elle peut apporter dans l'état général du malade (Foa et Pellacani) (2).

---

(1) PLICQUE. *Presse médicale*, janvier 1899.

(2) FOA et PELLACANI. *Arch. per le scienze med.*, vol. VII, p. 9, 1883. Pour l'opothérapie surrénale, consulter la thèse très documentée de DUPAIGNE. Paris, 1896. Cette thèse contient, en outre, un index bibliographique très complet pour tout ce qui concerne les capsules surrénales.

CONCLUSIONS

De l'exposé des faits précédents, il résulte que :

1° Il existe une forme à évolution suraiguë ou fou-droyante de tuberculose des capsules surrénales, sans mélanodermie, et présentant tous les symptômes d'un empoisonnement aigu (céphalée, vomissements, convul-sions, délire, coma, hypothermie). Cette forme offre la plus grande analogie avec les faits expérimentaux.

2° Cette constatation élargit le cadre de la pathologie des capsules surrénales et vient démontrer une fois de plus qu'il faut cesser de considérer le syndrome addisonien comme l'unique manifestation des lésions capsulaires.

3° Dans les cas douteux d'empoisonnement, en méde-cine légale, la notion de ces faits sera de la plus grande importance.

N.-B. — Je n'ai pas cru devoir ajouter d'index biblio-graphique, tous les travaux que j'ai consultés étant très exactement cités au bas de chaque page.

www.ingramcontent.com/pod-product-compliance
Ingram Content Group UK Ltd.
Pitfield, Milton Keynes, MK11 3LW, UK
UKHW021714130726
13696UKWH00004B/1818